AF316371

PARAMYOCLONUS

MULTIPLEX

(Étude d'une variété de secousses musculaires jusqu'à présent non décrite en France.)

PAR

P. MARIE

CHEF DE LABORATOIRE ADJOINT A LA SALPÊTRIÈRE

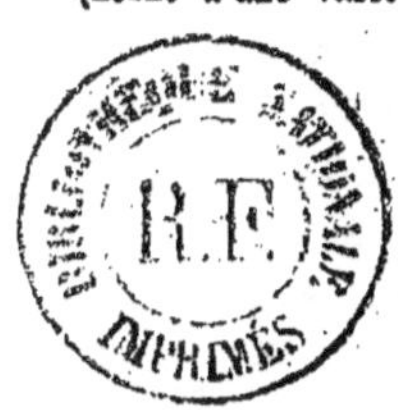

PARIS

<table>
<tr><td>AUX BUREAUX DU
PROGRÈS MÉDICAL
14, rue des Carmes, 14.</td><td>A. DELAHAYE & E. LECROSNIER
ÉDITEURS
Place de l'École de Médecine.</td></tr>
</table>

1886

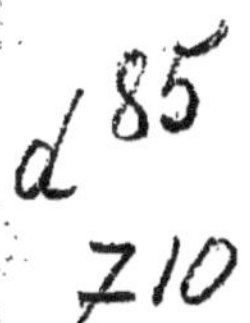

PARAMYOCLONUS

MULTIPLEX

L'affection dont nous nous occupons dans le présent travail n'a été introduite qu'assez récemment dans la nosographie ; les observations en sont encore peu nombreuses, puisque, à notre connaissance, il n'en existe que deux (1). La première est due à Friedreich, qui est le créateur du nom de *paramyoclonus multiplex* ; la seconde appartient à L. Löwenfeld (de Munich) (2). Nous

---

(1) Pendant l'impression de ce mémoire, nous avons eu connaissance d'un travail de G. Silvestrini (Spasmo clonico diffuso simmetrico d'origine spinale). — *Medicina contemporanea*, février 1884), dans lequel cet auteur rapporte une observation qu'il considère comme un cas de paramyoclonus multiplex ; la description des secousses semble en effet se rapporter très bien à cette affection, malheureusement certains détails manquent, notamment ceux sur la production artificielle des secousses. — Dans ce cas il s'agit d'une femme de 45 ans, les muscles de la face présentaient des contractions, le réflexe rotulien manquait, la guérison survint après l'administration du Nickel.

Nous n'avons pu retrouver l'indication bibliographique exacte d'un cas de paramyoclonus décrit par E. Remak et cité par Ewald. D'autre part une observation de Peckham (Archives of medicine 1883) n'est pas tout à fait explicite sur certains symptômes importants.

(2) Cet auteur a proposé pour cette affection le nom de *myoclonus spinalis multiplex* ; si nous nous sommes plutôt servi de celui donné par Friedreich c'est surtout parce qu'il est le premier en date ; de plus l'épithète spinalis, nous semble préjuger un peu trop vite une question de localisation non encore résolue ; en somme, la dénomination de *myoclonus multiplex* serait peut-être préférable.

ne croyons pas qu'en France il ait jamais été publié rien d'analogue.

L'observation qui suit a été prise dans le service de notre maître, M. le professeur Charcot, service dans lequel le malade était entré après s'être présenté à la consultation externe de la Salpêtrière.

OBSERVATION I (personnelle). Cunz.. 52 ans, plombier, façonne le plomb sans le fondre.

Père mort à 82 ans, de pneumonie (?), mère morte par accident, pas de maladies nerveuses dans la famille.

A 20 ans a eu un chancre non suivi de roséole, n'a jamais été soumis à un traitement anti-syphilitique. A la même époque, aurait souffert d'une fièvre à caractère intermittent.N'a jamais eu de coliques de plomb ni d'accidents saturnins.

Marié à 34 ans, n'a eu un enfant qu'après 12 ans de mariage, celui-ci n'a jamais été malade. A l'âge de 27 ans le malade a eu des douleurs dans les deux jambes, douleurs plutôt sourdes que lancinantes qui disparurent après des bains de vapeur; ces douleurs auraient été assez fortes pour qu'il fût obligé de marcher avec des cannes,les articulations n'étaient pas enflées.

Il y a 3 ans, Cunz.. a été pris de crampes dans les jambes, ces crampes étaient assez douloureuses pour le réveiller la nuit.

A cette époque, il existait aussi des douleurs sourdes dans les bras et surtout dans les épaules, et suivant sa propre expression il lui semblait que ses os étaient rongés. Ces douleurs ont continué jusqu'à ces derniers temps avec des alternatives de calme et d'exacerbation, et cela surtout au moment des changements de temps. Entre les épaules il éprouve continuellement une douleur qui, lorsqu'il fait un mouvement,correspond,dit-il,au creux de l'estomac. Ces douleurs ne semblent pas devoir être considérées comme des douleurs ostéocopes.

En outre de ces sensations douloureuses, le matin au réveil il lui semblait que ses membres, surtout les bras, étaient glacés, quelquefois même si engourdis qu'il ne pouvait les soulever qu'avec peine ; ou bien encore il lui semblait qu'il recevait des coups de marteau sur les doigts. A la même époque il ressentit d'assez violentes douleurs dans la verge, mais d'une façon toute transitoire et avec un certain caractère lancinant. Depuis l'apparition des crampes, il a remarqué que ses jambes étaient beaucoup plus faibles et qu'il se fatiguait promptement.

Vers les premiers jours du mois d'août, il a eu un étourdissement dans lequel il a perdu connaissance pendant vingt minutes et à la suite a eu quelque temps du délire; depuis éprouve quelquefois des sensations de serrement autour du front.

Depuis trois ans, il aurait commencé à avoir des secousses dans les membres inférieurs, mais le malade est, à ce sujet, très peu net dans ses réponses, et, chose singulière, ces secousses ne semblent pas avoir attiré son attention d'une façon spéciale, ce n'est pas pour elles qu'il vient consulter, mais plutôt pour l'état de faiblesse générale dans lequel il se trouve; aussi ne peut-il donner aucun renseignement bien précis sur le début de ces secousses.

Lorsque le malade s'est présenté à la consultation de M. le professeur Charcot, on remarqua que, de temps en temps, ses jambes présentaient dans l'articulation du genou un mouvement d'un caractère assez étrange, et il était très difficile de dire s'il consistait au début dans une flexion ou en une extension de la jambe ; c'est pour cette raison qu'on admit le malade dans le service afin d'observer de plus près ce phénomène.

Mais ce n'est pas dans la station debout que ces secouses étaient les plus fortes, dans cette position en effet elles étaient très rares et médiocrement intenses ; nous fûmes très étonné de voir qu'en faisant asseoir le malade et surtout en le faisant étendre dans un fauteuil ces secousses devenaient beaucoup plus intenses et plus fréquentes, ces deux caractères étaient encore bien plus marqués lorsqu'on l'examinait couché dans son lit.

Les secousses présentées par le malade d'une façon spontanée sont très variables de fréquence et d'intensité, tantôt pendant un certain nombre de minutes il n'en existe pas, tantôt elles surviennent plusieurs fois par minute, quelquefois elles sont isolées, d'autres fois elles sont étendues à plusieurs muscles; leur siège le plus ordinaire est au niveau des muscles de la cuisse, souvent elles ne produisent qu'un léger mouvement de celle-ci; ou bien, et cela surtout sous l'influence de l'émotion, il y a une sorte de petit saut sur place (ce mouvement assez difficile à décrire est un peu analogue à celui que l'on fait avec les jambes pour surprendre et effrayer une personne ou un animal), une sorte d'extension brusque des 2 jambes avec génuflexion presque instantanée. Quelquefois enfin les secousses musculaires se montrent sur des muscles du tronc ou de l'épaule, notamment le grand pectoral.

Les secousses n'empêchent d'ailleurs jamais le malade d'effectuer les mouvements volontaires, car pour les bras elles n'apparaissent jamais dans les mouvements de ceux-ci; celles des membres inférieurs surviennent peut-être quelquefois, mais d'une façon très rare dans la marche et sur ce point les réponses du malade sont loin d'être précises, nous n'avons jamais observé ces secousses quand il marchait en notre présence, mais seulement quand il était debout au repos.

Un certain nombre d'excitations semblent avoir la propriété de faire naître et même d'exagérer ces secousses : parmi ces excitations, nous avons noté la percussion du tendon rotulien, outre la contraction assez intense du triceps à la suite de celle-ci, on remarque quelque chose de particulier : la percussion du tendon rotulien droit produit une contraction du triceps percuté et rien de plus, tandis que si on frappe le tendon rotulien gauche, on voit non seulement se produire la contraction du triceps gauche avec une apparence plus prolongée, et n'étant en somme qu'une secousse tout à fait analogue à celles qui surviennent spontanément, mais encore, une fois sur quatre ou cinq environ, on voit se produire, en même temps, une secousse semblable dans le triceps droit, quelquefois même aussi dans le pectoral, le deltoïde, le triceps brachial des deux côtés. La recherche des réflexes tendineux au coude ne donnait pas lieu à la production des secousses.

La recherche de la contractilité idio-musculaire montre que celle-ci est notablement exagérée, on distingue avec la plus grande netteté les deux contractions qui suivent la percussion du muscle : la première occupant toute l'étendue du muscle, donnant lieu à un mouvement de l'articulation ; la seconde localisée, formant bourrelet, ne s'accompagnant d'aucun mouvement de l'articulation ; c'est surtout ce dernier phénomène, connu généralement sous le nom de myoïdème qui est le plus prononcé. Il faut noter encore que la percussion des muscles détermine des secousses dans les triceps fémoraux, mais celles-ci sont plus marquées lorsque c'est le triceps fémoral lui-même qui est percuté que lorsque c'est un des muscles du bras ; il est fort possible que l'excitation produite sur la peau pendant la percussion du muscle soit pour une grande part dans l'apparition de ces secousses.

Le chatouillement de la plante du pied (le malade a toujours été très chatouilleux) nous a paru être le procédé le plus actif pour faire naître les secousses, elles se produisaient ainsi beaucoup plus sûrement et avec une intensité et une généralisation plus grandes que par la percussion des tendons. On voyait presque à chaque fois que l'on chatouillait l'une ou l'autre plante de pied, se produire une secousse dans l'une ou l'autre cuisse, ces secousses étaient d'ailleurs notablement plus fortes quand on chatouillait la plante du pied gauche que quand c'était la droite, et, si on cherchait à analyser les muscles qui prenaient part à la secousse, on constatait que c'étaient aussi bien les muscles de la région postérieure de la cuisse que ceux de la région antérieure, le grand fessier et le tenseur du fascia lata qui prenaient aussi part au mouvement; la secousse semblait également se propager aux jumeaux, mais non aussi fréquemment ni aussi rapidement qu'aux muscles de la cuisse; à la simple vue, il est très difficile de dire si la secousse débute dans les muscles antérieurs de la cuisse ou dans les postérieurs. Mais les secousses provoquées par le chatouillement ne sont pas limitées aux membres inférieurs, elles occupent aussi le tronc et les membres supérieurs, nous avons pu les observer à l'abdomen seulement dans le droit antérieur, au tronc dans le grand dorsal, dans le grand rond et le grand pectoral, au bras dans le deltoïde et le triceps; nous n'en avons pas vu se produire dans les autres muscles du bras et de l'avant-bras. Ces secousses sont surtout marquées à droite, elles existent aussi à gauche, mais d'une façon beaucoup moins nette et plus confuse.

Le chatouillement sur d'autres parties du corps que la plante du pied ne produit pas de secousses.

La piqûre, au contraire, sur quelque point de la surface cutanée qu'elle soit pratiquée, leur donne naissance, mais elles sont en général moins intenses et moins étendues que par le chatouillement.

Si on exerce une pression prolongée sur le corps du muscle droit antérieur de la cuisse du côté gauche en le saisissant entre les deux mains, il se produit des secousses très nettes dans le triceps fémoral du côté droit (environ 44 par minute), tandis que du côté gauche (côté comprimé) ces secousses sont excessivement rares et très peu fortes. Une fois la compression cessée, le triceps du côté gauche présente des secousses un peu plus nombreuses que lorsqu'il était le siège de la compression, mais elles sont moins fréquentes et moins intenses que celles du triceps droit qui continue à avoir des secousses, dont quelques-unes d'aspect tétaniforme, et cela d'une façon beaucoup plus marquée qu'avant la compression.

La pression prolongée exercée sur le triceps droit amène l'exagération des secousses dans celui-ci et aussi dans le triceps gauche, mais les secousses du triceps droit restent notablement plus fortes et plus prolongées qu'à gauche.

La compression exercée sur l'artère fémorale au niveau de l'arcade iliaque n'apaise pas les secousses tout au contraire celles-ci deviennent plus intenses.

La position des membres exerce aussi une certaine influence sur la production de ces secousses, c'est ainsi, par exemple, qu'on réussissait ordinairement à les faire apparaître en faisant rester le malade, le bras tendu et soutenant un certain poids (200 grammes suffisaient); au contraire, lorsque étant assis il tenait pendant quelque temps sa jambe étendue, aucune secousse ne se produisait, mais il survenait un tremblement assez accentué du membre. Lorsque étant debout on lui faisait rapprocher les pieds, les secousses ne tardaient pas à devenir plus fréquentes et surtout plus intenses, à tel point même qu'on voyait les contractions du triceps fémoral devenir comme tétaniques.

D'après le dire des infirmiers de garde que nous avons à plusieurs reprises chargés de regarder ce que devenaient les secousses pendant la nuit, celles-ci cesseraient d'une façon complète.

Au point de vue de l'état général, le malade est pâle et manifestement anémique ; du côté de la sensibilité et de la motilité, aucun trouble notable; il est porteur d'une hernie inguinale gauche volumineuse ; une des artères humérales présente des varicosités très marquées. Les fonctions digestives sont un peu altérées, la nutrition peu active. Rien dans les urines. Le réflexe crémastérien fait défaut; depuis assez longtemps déjà, les désirs sexuels et les érections manquent absolument.

Au bout de quelques jours, le malade sort, sur sa demande, parce qu'il s'ennuie trop éloigné des siens.

Pendant son séjour à l'hôpital, un grand nombre de tracés graphiques des secousses ont été pris avec beaucoup de soin par M. Azoulay, externe du service. Sur ces tracés on voit très nettement quelle est l'irrégularité de ces secousses; leur nombre, leur intensité variaient considérablement d'un jour à l'autre. On peut cependant relever un certain nombre de faits qui ne sont pas sans intérêt : Sur quelques-uns, en effet, pris avec le myographe, on voit très nettement se produire une *secousse unique* (*fig.* 1) après laquelle le muscle revient immédiatement au repos, ou bien au contraire sur d'autres tracés, le muscle est pris d'une série de *secousses agglomérées* (*fig.* 2) dont l'amplitude va en décroissant progressivement jusqu'à ce que la ligne de niveau soit définitivement atteinte ; quelquefois ces secousses, en se continuant, donnent naissance à une courbe *d'apparence tétaniforme*.

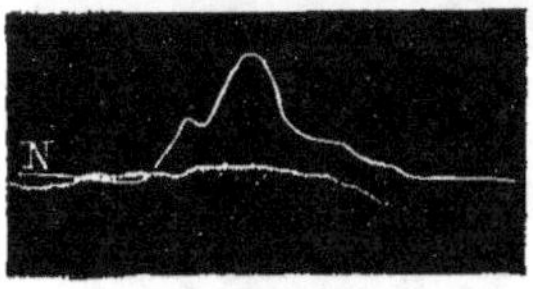

Fig. 1.

Nous avons dit plus haut que le mouvement déterminé dan
les jambes par les secousses, était assez difficile à déterminer,
et qu'on ne savait trop s'il y avait d'abord contraction des
fléchisseurs ou des extenseurs, l'examen des tracés a permis

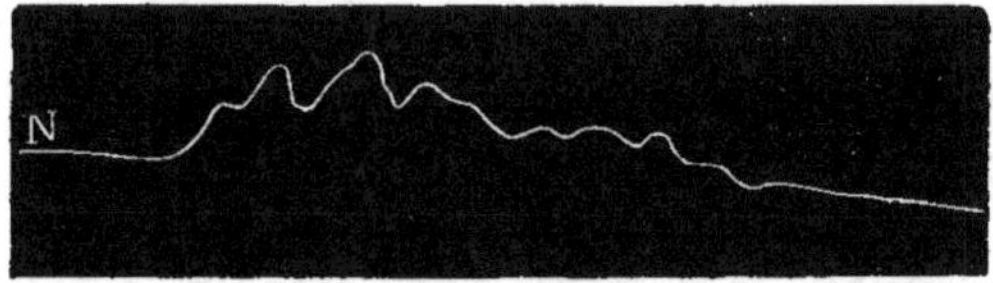

Fig. 2,

de trancher facilement cette question, en montrant qu'il
s'agissait toujours d'un mouvement d'extension au com-
mencement de chaque secousse: la *fig.* 3, provenant d'un tracé
pris avec la glissière, nous permet, de plus, de constater que
toujours à ce mouvement d'extension est lié un mouvement
de flexion plus ou moins accentué.

Restait encore à savoir si, lorsque les secousses se montraient
simultanément dans les deux côtés du corps, elles avaient lieu
strictement au même moment dans les muscles symétriques,

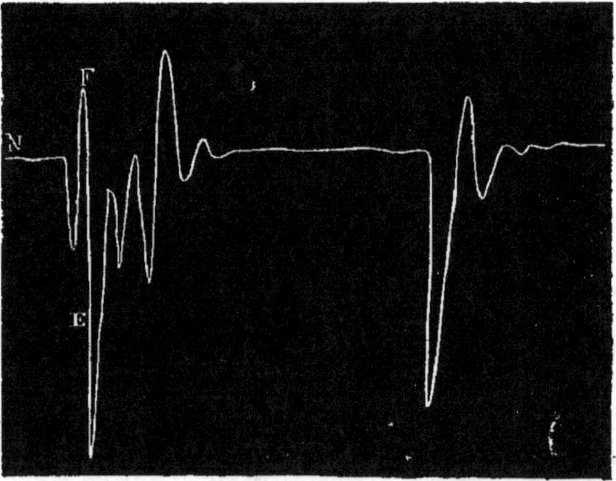

Fig. 3.

ou bien s'il existait une différence. Les mensurations prises
sur les tracés avec M. Azoulay nous ont fait voir qu'il en existait toujours une, la secousse du triceps crural gauche pré-
cédait constamment celle du triceps droit, mais d'une quan-

tité qui n'était] pas toujours la même et qu'on peut évaluer
en moyenne à 5/50 de seconde, quelquefois on comptait 4/50
ou 7/50, mais le retard ne variait guère en dehors de ces
limites.

Dans toutes les figures ci-jointes, N indique la ligne de
niveau de repos du muscle, E l'extension, F la flexion.

L'examen électrique pratiqué par M. Vigouroux n'a permis
de constater absolument aucune modification de l'excitabilité
des muscles ou des nerfs, tant au point de vue qualitatif
qu'au point de vue quantitatif. Pendant cet examen, surtout
lorsque l'excitation portait sur la peau (étincelle, etc...), on
voyait se produire les secousses dans les différents muscles
dont nous avons déjà parlé.

Il nous a semblé qu'il ne serait pas sans quelque uti-
lité de donner aussi un résumé un peu étendu des deux
autres observations de cette singulière affection, de
façon à pouvoir comparer entre eux les trois malades
et voir quelles analogies et quelles différences offrent
les symptômes présentés par chacun d'eux.

La première en date de ces observations est celle de
Friedreich, non pas qu'auparavant on n'eût eu l'occasion de voir des faits de ce genre, mais ceux-ci avaient
très certainement été relégués dans le groupe si vague,
si confus des chorées, et l'on ne s'était pas donné la
peine d'étudier avec soin les caractères de ce trouble
moteur ; c'est par cette étude que Friedreich a eu le mé-
rite d'appeler sur ces faits l'attention des médecins.

OBSERVATION II (résumée) (1). — Ludwig Beierlein, 50 ans,
entré en 1878 et 1880 à l'hôpital, pour une sclérose pulmonaire
avec dilatation bronchique consécutive à une pneumonie
droite contractée en 1877. Pendant l'un et l'autre de ses séjours

---

(1) Friedreich. — *Neuropathologische Beobachtungen* (*Vir-
chows Arch.* LXXXVI. p. 421). — Bien que dans son intéressante
thèse *Sur les secousses musculaires* (Paris 1884) M. Colaneri
signale le travail de Friedreich, la courte analyse qu'il donne de
celui-ci ne nous a pas semblé suffisante pour que nous pussions
nous dispenser d'en donner un exposé plus étendu. Aucune des
observations de M. Colaneri ne nous a paru devoir être con-
sidérée comme appartenant au paramyoclonus multiplex.

à l'hôpital, on avait remarqué des secousses musculaires revenant à intervalles rapprochés, et qui, aux membres supérieurs, avaient lieu uniquement dans le biceps, le triceps et le long supinateur ; aux membres inférieurs, dans le vaste externe, le vaste interne et surtout le droit antérieur, à un moindre degré dans les adducteurs et enfin dans le biceps et le semi-tendineux ; elles n'existaient pas dans les autres muscles de la cuisse et de la jambe ; aucune secousse non plus dans les muscles du tronc ni du visage. Il ne s'agissait pas de petits mouvements fibrillaires, mais bien de contractions portant sur la totalité du muscle dont toute la masse faisait à chaque secousse une forte saillie et se durcissait, bien que le raccourcissement ne fût pas toujours assez prononcé pour entraîner un mouvement du membre ; assez souvent lorsque la contraction était assez forte on voyait se faire soit une légère flexion ou supination de l'avant-bras, soit un mouvement en haut de la rotule, ou une saillie accentuée des tendons du jarret. Les secousses étaient séparées l'une de l'autre par des intervalles courts mais toujours irréguliers.

Quoique l'affection occupât d'une façon symétrique les mêmes muscles du côté droit et du côté gauche, chacun de ces muscles présentait dans ses contractions une indépendance complète, et tantôt l'un tantôt l'autre se contractait isolément et indépendamment des autres ; lorsqu'il survenait une contraction simultanée de plusieurs de ces muscles, ce n'était que par un effet du hasard assez compréhensible, étant donnée la fréquence de ces contractions.

La fréquence et l'intensité avec lesquelles se produisaient les contractions des différents muscles n'étaient pas toujours les mêmes, suivant les jours et aussi suivant les heures ; dans les moments d'excitation, on comptait jusqu'à 40 ou 50 secousses par minute dans le même muscle, dans les moments de calme seulement 10 ou 20 ; très rarement elles cessaient d'une façon plus ou moins complète pendant 1/4 ou 1/2 heure ; moins elles étaient fréquentes, moins elles étaient fortes et inversement ; quelquefois plusieurs secousses se suivant rapidement dans un même muscle donnaient lieu à une sorte de tétanos passager, accompagné de manifestations douloureuses du côté du muscle. En général les secousses étaient le plus fortes et le plus fréquentes quand le malade était au lit dans l'immobilité et surtout le soir au moment de s'endormir, mais une fois endormi elles cessaient complètement ; quelquefois il était réveillé en sursaut par une brusque flexion des jambes sur le ventre et il lui était alors difficile de se rendormir, tant les secousses des muscles devenaient intenses et fréquentes ;

pendant le jour; aussi il éprouvait, mais plus rarement que la nuit, cette flexion brusque des membres inférieurs sur le bassin, assez analogue à ce qui se produit dans les cas de myélite aiguë.

Les mouvements volontaires n'étaient nullement troublés par ces secousses, car ils les faisaient complètement disparaître dans le membre qui agissait, tandis qu'elles continuaient dans l'autre membre resté en repos; aux cuisses pendant la station debout, les secousses ne disparaissaient pas complètement, mais devenaient très faibles, elles cessaient entièrement pendant la marche. La vigueur des muscles atteints était parfaitement conservée, ainsi que la coordination statique et locomotrice; pas de signe de Romberg.

L'excitabilité électrique des muscles atteints et de leurs troncs nerveux, pratiquée par Schultze n'a rien révélé d'anormal.

L'excitabilité mécanique de ces mêmes muscles ne présentait non plus rien de particulier, le bourrelet ainsi formé n'était ni de dimensions ni de durée autres que celles qui s'observent pour un muscle normal. Mais il existait dans les muscles affectés, une exagération de l'excitabilité réflexe aux excitations portées sur la peau; la seule action de l'air froid sur les membres inférieurs découverts augmentait la fréquence et l'intensité des secousses, de même pour le pincement, la pipûre, etc..., lorsqu'on prenait le bras du malade dans la main et qu'on le pressait pendant quelque temps avec une certaine force, les secousses du biceps et du triceps devenaient plus intenses et plus fréquentes, à tel point même qu'elles prenaient quelquefois un aspect tétaniforme; de même par le chatouillement ou la piqûre de la plante du pied, on produisait des réflexes exagérés des membres inférieurs et un tremblement de ceux-ci avec secousses, se reproduisant à plusieurs reprises et allant peu à peu en s'affaiblissant; réflexe crémastérien assez énergique.

Quant aux réflexes tendineux, la percussion du tendon d'Achille ne donnait que de très faibles contractions, il n'y avait pas de phénomènes du pied. Au contraire, il existait une augmentation considérable des réflexes rotuliens, et quand on allongeait le triceps fémoral en abaissant la rotule, on constatait une très intense contraction de celui-ci avec des secousses violentes et douloureuses; quand au contraire on poussait la rotule de bas en haut ou bien qu'on serrait ou tordait le tendon rotulien on n'observait rien d'analogue et les secousses n'étaient en rien influencées.

Tous les phénomènes qui viennent d'être décrits aussi bien les secousses spontanées que l'exagération d'excitabilité réflexe étaient plus developpés du côté droit que du gauche. Pas de symptômes d'origine vasomotrice ou sécrétoire. Aucun trouble de la sensibilité cutanée ou musculaire; aucune atrophie musculaire.

Les fonctions psychiques étaient normales, pas de céphalalgie, de vertige, ni rien qui pût faire soupçonner une affection cérébrale. Les sens supérieurs étaient intacts; les pupilles égales des deux côtés et un peu étroites, leur réaction à la lumière et à l'accommodation normale. Pas de fièvre. Pouls 80-90, quelques palpitations. Fonctions digestives et urinaires régulières. Le malade attribue son mal à une peur qu'il a éprouvée il y a 5 ans, à la suite de la projection d'une scie circulaire, cela l'a tellement impressionné qu'il est devenu tout pâle et a éprouvé dans tout le corps une sensation de raideur ; ce n'est qu'après un quart d'heure environ qu'il a pu se remettre, quoiqu'il n'eût éprouvé ni blessure, ni même aucune commotion. Environ 15 jours après, le malade remarqua pour la première fois les secousses qui peu à peu devinrent plus fortes mais ne le troublaient pas dans son travail. Il prétend que plusieurs années déjà avant l'accident, il ressentait quelquefois, étant au repos, des pressions dans les bras et les jambes. Pas d'antécédents nerveux héréditaires.

A la fin de mars, les secousses commencèrent, après quelques applications faites par Schultze, à diminuer rapidement d'intensité et au bout de quelques jours disparurent complètement. De même l'augmentation des réflexes cutanés et tendineux se mit a diminuer rapidement, de sorte qu'à la fin d'avril ceux-ci étaient devenus normaux. Le malade quitta la clinique au milieu de mai.

OBSERVATION III. (Löwenfeld). Résumée (1). — Garçon de 10 ans, sans antécédents héréditaires, à part la rougeole à l'âge de 4 ans aurait eu des troubles dyspeptiques avec perte d'appétit d'origine probablement anémique ; dans l'été de 1881 à la suite d'une chute il reçut un traumatisme au bras gauche (Distorsion de l'articulation du poignet) qui guérit sans complications.

Dans l'hiver 1881-82 survinrent des secousses à l'avant-bras droit (probablement fléchisseurs et extenseurs du carpe) qui produisaient un tremblement continuel de la main et le gênaient pour écrire. Ces secousses disparurent au bout de

---

(1) L. Löwenfeld. — *Ein weiterer Fall von Paramyoclonus multiplex* ; Friedreich, (*Myoclonus spinalis multiplex*, Löwenfeld). — *Neuropathologische Mittheil. in Aerztlicher Intelligzbl.* München, n° 15, 1883.

quelque temps, mais revinrent ensuite à l'avant-bras gauche, et plus tard enfin à l'avant-bras droit, ce n'est que postérieurement qu'elles se montrèrent aux membres inférieurs. Pendant trois mois, l'enfant fut soigné à la policlinique du prof. Ranke et dans ce temps les secousses disparurent presque entièrement aux avant-bras, mais se montrèrent aux bras. Au mois d'août 1882, il y avait une amélioration notable, mais le traitement ayant été suspendu, quelques semaines plus tard survint une aggravation et bientôt l'affection était plus intense que jamais. — Les facultés mentales n'avaient subi aucune atteinte et l'enfant est un des meilleurs élèves de sa classe, seules les notes d'écriture étaient inférieures. L'appétit est faible, les selles régulières ; dans les bras et les jambes, sensation constante de grande fatigue.

L'examen pratiqué le 22 novembre 1882 par L. Löwenfeld donna les renseignements suivants :

Enfant pâle et chétif. — Mouvements des membres supérieurs et inférieurs et du tronc d'une vigueur normale, pas d'atrophie ni d'hypertrophie musculaire ; en aucun point il n'existe une sensibilité anormale à la pression ou à la percussion. Sensibilité cutanée partout intacte. Rien du côté des organes internes.

L'enfant étant nu et assis, les avant-bras légèrement fléchis et reposant sur les cuisses, on voit le long supinateur et le biceps des deux côtés présenter des alternatives incessantes de contraction et de relâchement et cela dans toute leur masse, ces contractions ne sont d'ailleurs pas très violentes et ne sont suivies d'aucun mouvement, la contraction du biceps présente ceci de particulier qu'elle semble s'accompagner seulement de raccourcissement dans le diamètre transversal et non dans le diamètre longitudinal. Au long supinateur on compte 40 contractions en 30 secondes. A gauche on observe aussi de temps en temps quelques secousses dans le grand pectoral. Les secousses des muscles sus-nommés disparaissent des deux côtés par une flexion volontaire énergique de l'avant-bras (mouvement auquel prennent part les muscles atteints), elles disparaissent aussi par l'extension du bras (mouvement auquel ne prennent pas part les muscles atteints) mais dans ce cas lorsque l'extension dure depuis quelque temps on voit se produire de nouveau de légères secousses dans le long supinateur.

Aux extrémités inférieures des secousses analogues se montrent des deux côtés dans le vaste interne, le gracilis, le semi-tendineux, le semi-membraneux ; au semi-tendineux on compte 36 secousses en 15 secondes. Ici encore il ne se produit aucun mouvement à part une oscillation légère de la jambe quand celle-ci est pendante. Dans la station debout, les secousses du gracilis s'arrêtent immédiatement ainsi que celles du semi-tendineux et du semi-membraneux, mais le triceps fémoral tout entier ou au moins le droit antérieur et le vaste interne se mettent en mouvement, et l'on voit la rotule s'élever et s'abaisser alternativement. Dans la marche et dans les autres mouvements des extrémités inférieures, auxquels prennent part les muscles sus-nommés, il ne se produit aucune secousse. L'excitabilité mécanique des différents muscles affectés ne présente aucune modification.

Des deux côtés le phénomène rotulien est extrêmement intense, pas de phénomène du pied, pas de contraction paradoxale; en dehors de cela aucune exagération des réflexes tendineux.

Pendant le sommeil d'après le dire de la mère les secousses des bras cessaient complètement, celles des jambes se manifestaient encore d'une façon très légère.

L'observation ultérieure du malade permit de constater que, en dehors du long supinateur, du biceps et du grand pectoral, les secousses existaient encore dans le brachial antérieur, le deltoïde et le triceps; mais celles-ci ne se montraient pas avec une fréquence égale dans ces différents muscles. Le long supinateur était presque constamment en mouvement au moins d'un côté, sinon des deux, venaient ensuite au point de vue de la fréquence des secousses le biceps, le brachial antérieur et le deltoïde; dans le grand pectoral elles étaient relativement peu fréquentes et enfin très rares dans le triceps. D'ailleurs ces secousses ne se montraient pas dans les différents muscles suivant un ordre invariable; c'est ainsi que, par exemple, pendant un quart d'heure le long supinateur, le biceps et le brachial antérieur sont pris de mouvements, puis pendant un autre quart d'heure c'est le long supinateur, le biceps et le deltoïde. Mais toujours le nombre des muscles en mouvement est en rapport avec l'intensité des secousses. C'est ainsi que celles-ci étaient très intenses dans le long supinateur; il ne se passait jamais longtemps avant qu'elles se montrassent dans le biceps, d'abord à intervalles éloignés et d'une façon peu marquée, puis de plus en plus rapides et fortes. Une fois que les contractions du biceps étaient parvenues à une certaine fréquence et à une certaine intensité, c'était le tour d'un autre muscle, ordinairement le brachial antérieur, d'entrer en action, et ainsi de suite, pour le grand pectoral ou le deltoïde. On pouvait produire artificiellement cette extension des contractions, car de même que dans le cas de Friedreich il existait une élévation de l'excitabilité réflexe des muscles affectés, l'action de l'air froid et surtout la pression ou le pincement d'un pli cutané, et tout particulièrement une pression intense sur les muscles augmentaient l'intensité et la diffusion des secousses. Si, par exemple, pendant que le long supinateur s'agitait, on pressait entre les doigts le biceps jusqu'alors immobile, celui-ci commençait aussitôt à présenter des contractions et, si on continuait le pression sur ce muscle, celles-ci ne tardaient pas à se montrer aussi dans le brachial antérieur, et en continuant encore, dans le deltoïde ou dans le grand pectoral.

Dans les extrémités inférieures, l'affection portait surtout sur le semi-tendineux et le vaste interne, et même les secousses pouvaient, du moins pendant la durée de mes observations, rester limitées un temps assez long, certains jours, au vaste interne, d'autres jours au semi-tendineux, et alors le tendon de ce dernier muscle était en mouvement continuel. Lorsque le vaste interne était pris de contractions, on voyait se produire aussi un léger monvement d'extension de la jambe.

Les plus grandes différences existaient dans la fréquence des secousses des différents muscles et même d'un même muscle à divers moments ; pour le long supinateur elles variaient de 20 à 100, pour le semi-tendineux de 10 à 140 par minute. Les intervalles qui séparaient les secousses n'étaient nullement égaux, celles-ci ne suivaient aucun rhythme ; on ne pouvait non plus constater pour chaque muscle en particulier une loi de symétrie par rapport aux secousses du muscle correspondant du côté opposé ; en général le nombre des secousses était en rapport direct avec l'intensité de celles-ci, mais là encore il y avait des exceptions.

L'examen galvanique et faradique des muscles affectés et des troncs nerveux correspondants ne révéla aucune anomalie. Une fois il exista une douleur passagère à la jambe gauche sur le trajet du nerf petit saphène; plus tard pendant quelques jours une sensation de sécheresse et d'engourdissement dans les mains. La sensation de fatigue qui était continuelle au début, semblait être vivement influencée par les conditions atmosphériques.

Traitement par galvanisation le long du rachis, tout d'abord légère amélioration qui s'accentua vivement lorsqu'on eut compris dans la galvanisation le ganglion supérieur par la méthode de Erb, et qu'on eut donné à l'enfant du valérianate de zinc; en quelques semaines l'affection avait en grande partie disparu, et depuis deux mois il n'en reste plus que des vestiges. Lorsqu'on met à nu les bras du malade on note au bout de quelque temps de légères secousses, ces secousses disparaissent bientôt (au bout de 10-30 secondes). Ni la pression d'un pli de la peau, ni celle du muscle lui-même n'arrivent à modifier l'intensité ou la fréquence de ces contractions. Le réflexe rotulien est encore très intense des deux côtés. Avec les contractions a disparu la sensation de fatigue dans les bras et dans les jambes. L'enfant a même obtenu, le 9 mars, la meilleure note pour l'écriture.

Telles sont les deux observations de paramyoclonus multiplex qui, par un grand nombre de caractères, nous ont paru présenter de grandes analogies avec celle de notre malade.

Si maintenant nous cherchons, au moyen de ces documents, à prendre une vue générale de cette affection, voici les résultats que nous fournit une étude d'ensemble, résultats que le nombre restreint des faits ne peut, bien évidemment, pas permettre de considérer comme d'ores et déjà définitifs.

Dans tous les cas, l'affection existait chez des individus du sexe masculin. Cependant, dans l'observation de Silvestrini, il s'agissait d'une femme.

Deux fois elle a débuté à une période avancée de l'âge adulte (45 ans, 49 ans), chez le troisième à 10 ans.

Cette affection consiste en *secousses*, présentant par leurs caractères un aspect assez spécial. En effet, elles n'occupent qu'un certain nombre de muscles aux extrémités supérieures et inférieures, quelquefois aussi au tronc, et ne se montrent pas sur les autres muscles voisins, ou innervés par le même nerf. Il semble que le *triceps brachial*, le *triceps crural*, le *semi-tendineux* soient parmi les plus souvent atteints, car ils l'étaient chez les trois malades. — Quant aux muscles de la *face*, ils n'étaient pris dans aucun cas. Ils auraient été pris dans le cas de Silvestrini, mais il est vrai que l'on peut conserver quelques doutes sur la véritable nature de celui-ci. — Ces différents muscles jouissent d'ailleurs au point de vue des secousses d'une certaine indépendance par rapport les uns aux autres; tantôt c'est l'un, tantôt c'est l'autre qui s'agite; cependant, c'est croyons-nous avec raison que L. Löwenfeld fait remarquer que plus est grande l'intensité des secousses, plus est grande aussi leur généralisation. Ce sont en général les mêmes muscles qui sont atteints pour chaque côté du corps, mais il y a souvent une prédominance pour un côté quant à l'intensité et à la durée des secousses.

Le *nombre* de celles-ci est extrêmement variable suivant les malades, suivant les muscles et aussi suivant le moment de l'examen. Dans le cas de Löwenfeld, il atteignait sur un muscle 36 en 15 secondes ; dans celui de Friedreich, il était de 5 à 10 par minute ; dans le nôtre, il était à peu près le même. Mais comme nous l'avons pu constater très nettement sur nos tracés, tantôt la secousse est *unique,* tantôt plusieurs secousses sont *agglomérées*, tantôt enfin il y a une sorte de *contraction tétanique* pendant laquelle les secousses deviennent très nombreuses, aussi ne peut-on donner une mesure exacte de leur fréquence.

Pour ce qui est de l'*intensité* de ces secousses, elle aussi est variable. Dans le cas de Friedreich, elle n'était pas assez grande pour amener un changement dans la position du membre, pour produire un mouvement; dans le cas de Löwenfeld, il en était à peu près de même; cependant, cet auteur nous dit que la contraction du triceps fémoral amenait parfois une oscillation de la jambe. Chez notre malade, il n'était pas rare que certaines secousses fussent trop faibles pour amener un mouvement du membre, mais le plus souvent il s'en produisait un, ainsi qu'on en peut juger sur nos tracés pris avec la glissière, quelquefois même ce mouvement avait une assez grande étendue.

Ajoutons que ces secousses disparaissent pendant le *sommeil.*

Elles n'ont pas lieu non plus, et c'est là un caractère important, pendant les *mouvements volontaires ;* ceux-ci ont même la propriété de les faire disparaître, aussi ne sont-ils jamais gênés par elles. Cependant, cette disparition pendant les mouvements volontaires peut n'être pas absolue : notre malade semble en avoir eu, bien que très rarement, pendant la marche (?).

Il est un autre caractère peut-être plus important encore, c'est la possibilité de donner *artificiellement* naissance à ces secousses. Dans chacune des trois observations rapportées plus haut, ce caractère existait de la façon la plus nette. Le fait dominant à cet égard est l'influence des excitations cutanées sur la production des secousses; Friedreich a très justement remarqué que chez son malade celles-ci survenaient par l'action de l'air froid sur la peau découverte, ou encore à l'occasion des piqûres pratiquées sur différents points du corps. Le même phénomène existait aussi chez le malade de L. Löwenfeld, et se montrait chez le nôtre avec un développement très accentué; nous avons aussi constaté que le chatouillement de la plante du pied s'accompagnait des mêmes résultats. De plus, chez notre malade on pouvait faire apparaitre les secousses par la percussion du tendon rotulien gauche, tandis que celle du tendon rotulien droit ne produisait nullement le même effet, non plus que la recherche du réflexe du coude. Dans le cas de Friedreich, il semble que la recherche du réflexe rotulien, ou tout au moins certains mouvements imprimés à la rotule, aient aussi déterminé des secousses.

Nous signalerons encore l'influence de la *position* des membres (bras tendu avec une surcharge, station debout les pieds rapprochés).

Dans l'observation de Friedreich et dans celle de Löwenfeld, il est dit qu'une pression un peu forte et prolongée sur les muscles amenait aussi les secousses. Il en était de même chez notre malade.

Tels sont les caractères propres de l'affection, ceux qui lui donnent un cachet particulier, car de tout autre côté, nous ne trouvons plus rien à signaler. Il n'y a pas d'affaiblissement considérable de la force musculaire, pas d'incoordination; la sensibilité est normale dans

tous ses modes; la recherche de l'excitabilité électrique, celle de la contraction idio-musculaire ne présen-
tent rien à noter.

Resterait à déterminer la nature de cette affection. Pour
notre part, nous ne l'essayerons même pas, nous nous
contenterons de citer les opinions émises par Friedreich
et par Löwenfeld. Pour le premier, il s'agit d'une névrose due à la peur (schreckneurose), ayant déterminé
une excitabilité réflexe exagérée de certaines cellules
des cornes antérieures. Pour le second, il s'agit d'une
lésion de la substance grise de la moelle au niveau des
cellules ganglionnaires des cornes antérieures, mais
n'occupant qu'un nombre limité de celles-ci, puisque
l'exagération des mouvements volontaires reste tout à
fait intacte; cette lésion, d'ailleurs, ne serait pas gros-
sière, mais bien plutôt du même genre que celles qui
atteignent le système nerveux dans la neurasthénie. En
somme, l'un et l'autre pensent qu'il s'agit là d'un épi-
phénomène au cours d'une névrose; c'est aussi notre
avis. Quant à la question du mécanisme par lequel
sont produites les secousses, elle nous semble pour le
moment tout à fait impossible à résoudre.

Peut-être ne sera-t-il pas inutile de dire quelques
mots du diagnostic de cette affection. Certes, elle ne
risque guère d'être confondue avec la chorée vulgaire;
mais elle pourrait l'être avec certaines formes de tics;
nous signalerons donc les différences par lesquelles elle
se distingue de ceux-ci. Dans le paramyoclonus, la face
reste ordinairement indemne (du moins il en était ainsi
dans les 3 cas de cette affection rapportés plus haut);
chez les tiqueux, au contraire, il est rare que la face ne
soit pas ou n'ait pas été atteinte. Les secousses du paramyoclonus cessent dans les mouvements volontaires et
ne les troublent donc nullement; cela n'a pas lieu pour
les tics. La contraction musculaire dans le paramyoclonus se montre d'une façon très variable quant à l'intensité et quant au nombre des muscles; elle s'accompa-

gne ou non d'un mouvement, et ce mouvement est absolument banal ; il est tout à fait analogue à celui que produirait une excitation électrique. Dans les
tics, au contraire, la contraction musculaire atteint généralement d'une façon plus régulière les mêmes muscles ; elle est toujours suivie d'un mouvement; ce mouvement offre ceci de remarquable, qu'il est ordinairement *spécialisé*, qu'il reproduit plus ou moins fidèlement
un mouvement coordonné ayant un but déterminé
(Charcot, Guinon) (1). Enfin, les secousses des tics ne
peuvent, comme celles du paramyoclonus, être artificiellement amenées par l'impression de l'air froid sur
la peau, par le chatouillement, par la piqûre, par la
percussion des tendons rotuliens. Il faut cependant noter
que l'on voit quelquefois les tics produits artificiellement sous l'influence d'une émotion brusque et inat-
tendue.

Tels sont les principaux caractères qui distinguent
les tics du paramyoclonus multiplex; ils nous ont paru
rendre légitime une description particulière de cette
affection et la constitution d'un type spécial dans le
groupe des secousses musculaires (2).

---

(1) Voir, à ce sujet, le très intéressant travail de G. Guinon sur
la maladie des tics, in *Revue de médecine*, janvier 1886.

(2) Depuis la publication de ce travail dans le *Progrès médical*,
nous avons eu l'occasion d'observer dans la service de M. Charcot un second cas de paramyoclonus multiplex ; cette fois encore
il s'agissait d'un homme manifestement neurasthénique, aussi
avons-nous une tendance de plus en plus accusée à considérer le
paramyoclonus multiplex comme un épisode dans le cours de la
neurasthénie.

www.ingramcontent.com/pod-product-compliance
Lightning Source LLC
LaVergne TN
LVHW051137060726
842526LV00006B/2101